AF403346

DU ROLE DU CHIRURGIEN

DANS

LES INFECTIONS

CONSIDÉRÉ AU POINT DE VUE DE LA

PATHOLOGIE GÉNÉRALE

PAR

Le Dr Henry TUEFFERD

ANCIEN EXTERNE DES HOPITAUX DE PARIS

> « Toute science touche à l'art par quelque point;
> tout a son côté scientifique. Le pire savant est celui qui
> n'est jamais artiste, le pire artiste, celui qui n'est jamais
> savant. »
>
> (TROUSSEAU).

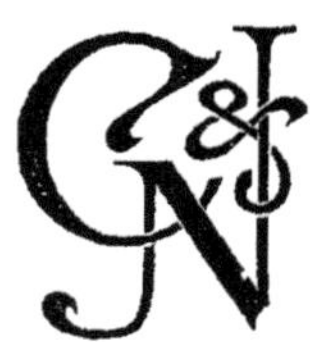

PARIS

GEORGES CARRÉ ET C. NAUD, ÉDITEURS

3, RUE RACINE, 3

1899

A MON PÈRE

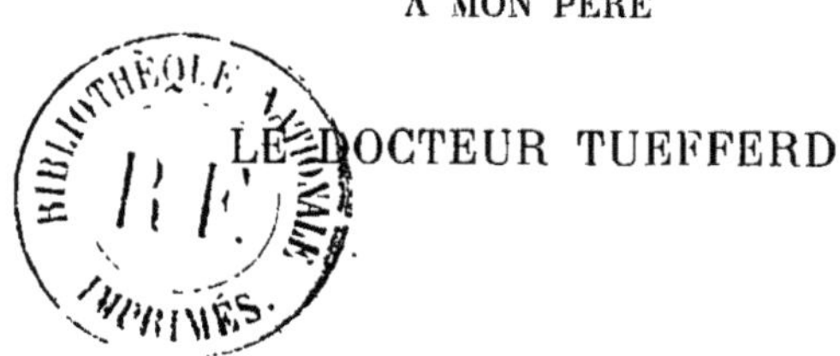

LE DOCTEUR TUEFFERD

A MA MÈRE

MEIS ET AMICIS

A MON PRÉSIDENT DE THÈSE

MONSIEUR LE PROFESSEUR TILLAUX

PROFESSEUR DE CLINIQUE CHIRURGICALE A L'HOPITAL DE LA CHARITÉ
MEMBRE DE L'ACADÉMIE DE MÉDECINE
COMMANDEUR DE LA LÉGION D'HONNEUR

AVANT-PROPOS

Fils, petit-fils, trois fois arrière-petit-fils de médecins, un premier devoir s'impose à nous au moment solennel qui marque le terme de nos études médicales : c'est d'adresser un souvenir ému à la mémoire de ceux qui ne sont plus. et qui, pendant plus d'un siècle, n'ont cessé de répandre les bienfaits de leur science dans le pays de Montbéliard, et d'y joindre l'expression d'une filiale reconnaissance au Dr Frédéric Tueffenn dont nous allons partager la lourde tâche.

A ces hommages, rendus aux membres de notre famille qui nous ont précédé dans l'exercice de la profession médicale, nous serons heureux d'associer ici ceux que nous devons aux Maîtres qui. au cours de nos études. n'ont cessé de nous prodiguer des marques d'intérêt.

A M. le professeur Bouchard. qui a toujours fait preuve à notre égard d'une paternelle sollicitude, et qui a bien voulu nous accueillir comme externe dans son service de la Charité.

A notre compatriote le Dr Louis Beurmier, chirurgien des Hôpitaux, dont les conseils éclairés et l'appui constant n'ont cessé de nous soutenir.

A nos Maîtres dans les hôpitaux, MM. les Drs Schwartz, Chauffard, Duplay, Gerard-Marchant. Richelot, Jacquet, Le Noir, qui par leur enseignement de chaque jour nous ont initié à la clinique médicale et chirurgicale.

A M. le professeur Pinard dans le service duquel, pendant un temps trop court malheureusement, nous avons pu voir ce que devient l'art difficile des accouchements, quand il est conduit par des principes scientifiques sûrs.

A M. le professeur Tillaux qui nous a fait le très grand honneur d'accepter la présidence de notre thèse.....

.....A tous, nous apportons ici l'expression d'une vive gratitude et l'assurance d'une profonde reconnaissance.

INTRODUCTION

Grisolle disait dans la préface de son traité de Pathologie interne : « Les causes des maladies sont si obscures, si difficiles à saisir, si variables, qu'elles ne pourront jamais être, je pense, le fondement unique d'une méthode nosologique ».

Cette affirmation pessimiste qui ne faisait que reproduire l'opinion des prédécesseurs et des contemporains de l'illustre médecin, loin de décourager ses successeurs les incita, au contraire, à rechercher et à vouloir connaître ces causes si obscures, si difficiles à saisir, si variables : et cette recherche de la cause fut la caractéristique de la médecine contemporaine. C'est autour de cette notion que gravitent toutes les théories les plus récentes de la pathologie et de la thérapeutique.

La découverte parmi les causes des maladies, des agents figurés et parasitaires, les progrès incessants de la bactériologie et de la physiologie biologique eurent pour résultats immédiats d'expliquer des faits observés depuis longtemps en clinique, mais dont la cause première restait obscure, et que d'innombrables théories métaphysiques fondées sur un besoin toujours croissant de lumière ne faisaient que rendre plus difficiles à expliquer.

La découverte du premier microbe pathogène qu'on eût jamais vu, faite par Davaine en 1850, les études de Pasteur sur les fermentations, les travaux de Villemin, de Chauveau, marquent le début de cette révolution des sciences biologiques dont les résultats devaient être si féconds.

Il semblait *a priori* que la médecine seule pût profiter de ces nouvelles découvertes, qui non pas d'un seul coup. à vrai dire, mais petit à petit. par une évolution lente et sûre. restreignaient de jour en jour le domaine de l'inconnu.

Grâce au génie de Pasteur, on s'expliquait les fièvres, on comprenait les épidémies, et la découverte des germes morbides spécifiques permettait de faire rentrer dans un nouveau groupe pathologique des maladies en apparence fort dissemblables, telles que la tuberculose. la morve, la fièvre typhoïde. le choléra, l'érysipèle et les affections pyogènes.

Mais à côté de l'étiologie. la thérapeutique ne restait pas en retard, et une des premières conséquences pratiques de la nouvelle doctrine fut la découverte de l'antisepsie. qui devait, en révolutionnant, elle aussi, la chirurgie, étendre considérablement le champ des interventions opératoires et en assurer le succès.

Ce serait sortir du programme que nous nous sommes tracé, et nous exposer à maintes redites, que de vouloir montrer ici ce que fut cette première phase de la lutte du chirurgien contre le microbe. L'antisepsie chirurgicale est entrée dans les mœurs ; après les hésitations du début, elle est devenue une nécessité à laquelle tout le monde prit l'habitude de se soumettre. aussi n'insisterons-nous pas.

Ce que nous voudrions montrer, c'est en quelque sorte la deuxième phase de cette lutte qui n'a cessé de se produire entre le chirurgien, avec sa science et son art, et le microbe installé en maître dans un organisme affaibli. lutte qui ne cessera que le jour où les progrès de la médecine et de la chimie nous auront permis d'opposer à l'énergie vitale des micro-organismes pathogènes et aux poisons qu'ils sécrètent. des substances définies qui en détruiront la vitalité. et en neutraliseront les effets.

C'est dans ce but que nous avons entrepris ce travail. afin de montrer que si de jour en jour la médecine gagne du terrain, grâce aux sérums thérapeutiques, grâce aux progrès de la thérapeutique générale de l'infection, la chirurgie de son côté n'a pas abandonné la lutte malgré ses premiers succès.

Notre seule ambition serait de montrer les résultats auxquels la chirurgie est parvenue dans le traitement des infections, en insistant sur les principes qui dirigent ses interventions. Chemin faisant, par l'étude des faits. nous voudrions chercher à établir le rôle respectif de la médecine et de la chirurgie dans le traitement des maladies infectieuses, et prouver une fois de plus que si le chirurgien a besoin de s'inspirer de la méthode du médecin et de lui emprunter ses moyens thérapeutiques, il est bien des cas où le médecin de son côté est obligé d'avoir recours à l'habileté du chirurgien sans laquelle tous ses efforts seraient vains.

En parcourant pendant nos études les différents traités de pathologie générale que nous avons pu avoir entre les mains, nous avons souvent été frappé d'un fait : Exclusivement. ou à peu près, rédigés par des médecins, ils sont tout entiers un long exposé des théories qui expliquent et justifient la manière d'agir du médecin : mais en général, ils négligent absolument la chirurgie et oublient de parler des merveilleux progrès de cet art.

Nous n'avons pas à rechercher, ni à interpréter les causes de ce mutisme, il a suffi de le constater pour que l'idée nous vînt de signaler cet oubli et d'essayer de le réparer.

Pour cela. laissant de côté l'étude clinique des maladies dont nous aurons à parler. négligeant les considérations techniques qui eussent fait de ce travail. rien moins qu'un ouvrage de chirurgie et de médecine opératoire, nous nous sommes cantonné dans le domaine de la théorie et de la pathologie générale. cette philosophie de la médecine.

DIVISION DU SUJET

Le but de notre travail étant ainsi établi, nous le diviserons en trois parties :

Dans la première, nous nous efforcerons de montrer le plus brièvement possible, et le plus clairement aussi, en quoi consiste la maladie infectieuse. Sans insister sur ce que sont les organismes microscopiques qui en sont la cause directe, nous chercherons à tirer des travaux les plus récents ce qui est nécessaire pour bien faire comprendre comment la maladie infectieuse évolue, et expliquer la genèse des lésions organiques qui l'accompagnent le plus souvent.

De cette étude rapide nous déduirons ce que doit être le traitement rationnel de la maladie infectieuse.

Dans la seconde partie, en restant exclusivement dans le domaine de la théorie et de la pathologie générale. nous ne saurions trop le répéter. nous tâcherons de montrer comment par des interventions manuelles le chirurgien parvient à remplir le but thérapeutique que nous aurons indiqué. Sans avoir recours à l'étude clinique des maladies infectieuses, et sans entrer dans aucune considération technique, nous examinerons successivement les moyens que peut employer le chirurgien aux différentes phases de l'infection.

Dans la troisième et dernière partie, enfin, nous tâcherons de montrer, d'après ce que nous aurons vu, ce que doit être la chirurgie, comment on doit envisager le rôle du chirurgien, et quels doivent être les rapports réciproques de la médecine et de la chirurgie à l'heure actuelle.

PREMIÈRE PARTIE

Considérations générales sur la maladie infectieuse.

CHAPITRE PREMIER

Etiologie et pathogénie.

« *Si les agents pathogènes pénètrent en quantité suffisante dans l'économie. si leur virulence est en activité, s'ils
s'introduisent par une porte favorable, si le milieu dans
lequel ils tombent est propice à leur évolution, si d'autre
part l'économie influencée par des causes extérieures. par
des chocs, par le froid. la faim. la misère, le surmenage.
par des intoxications dérivées du monde ambiant, par des
perturbations des viscères ou de l'ensemble des cultures,
n'offre pas une résistance par trop vive. l'affection commence, une série de désordres morbides. de symptômes vont
se manifester. l'œuvre des agents pathogènes va commencer* » (CHARRIN) (1).*

Bien qu'elle ne dise. ni ce que sont ces agents pathogènes dont elle parle. ni comment ils se comportent
jusqu'au moment où ils arrivent jusqu'à nous. ni com-

---

(1) CHARRIN in BOUCHARD. Traité de pathologie générale. t. II, p. 120.

ment ils peuvent pénétrer en quantité suffisante dans l'économie, cette phrase de Charrin constitue à notre sens une
excellente définition de la maladie infectieuse. Considérée
comme définition. ce qu'elle n'est pas dans la pensée de
son auteur. elle serait encore incomplète en ce sens que,
disant où commence l'infection, elle ne laisse pas entre-
voir quand et comment elle peut se terminer, mais elle
a le grand avantage de compléter la définition classique
qui se borne à dire : « La maladie infectieuse est une
affection développée sous l'influence de certaines espèces
parasitaires et des toxines qu'elles produisent ». — Elle
la complète, car elle fait comprendre combien d'éléments
différents ont besoin d'être réunis pour que l'infection se
produise. elle lui est supérieure par ce qu'elle laisse entre-
voir que si les « infiniment petits » réussissent à envahir
notre organisme et à y amener des perturbations sensibles
ce n'est qu'après avoir triomphé de bien des obstacles.

Dans une première période qui suivit de près la
découverte des agents infectieux. on fit jouer à l'agent
figuré, au microbe. un rôle prépondérant dans la genèse
des maladies.

Toussaint. qui basait ses affirmations sur ce qu'il
avait observé en étudiant les lésions causées par la bacté-
ridie charbonneuse. établit la *théorie mécanique* de la
maladie infectieuse, dans laquelle il invoquait une obs-
truction des vaisseaux par les bactéries, et la formation
d'embolies consécutives comme cause des infections.

Une seconde théorie, fondée sur le principe de la con-
currence vitale. la théorie de l'anoxhémie, fut créée par
Pasteur. Lui aussi fit d'abord jouer un rôle prépondérant

aux microbes, en supposant qu'ils absorbaient pour leur propre existence les matériaux alimentaires charriés par le sang et la lymphe et que c'était là une condition suffisante pour créer des désordres pathologiques.

Ces théories. qui répondaient en réalité à ce qui peut se passer dans des cas particuliers. mais qui ne réussissaient pas à les expliquer tous, furent fortement ébranlées par les travaux de Gley et de Charrin. de Perdrix, de Duclaux, du P' Bouchard. qui en démontrèrent l'insuffisance et aboutirent à une conception nouvelle du mécanisme de l'infection admise universellement aujourd'hui. Le processus infectieux n'est plus qu'une intoxication dans laquelle les microbes n'agissent que par les matières solubles qu'ils renferment ou qu'ils sécrètent.

Quoi qu'il en soit. ces théories n'étaient élaborées que pour expliquer des faits observés réellement. Peu importe, en somme. que les désordres pathologiques soient causés par les éléments figurés eux-mêmes, et dus à leur action mécanique, ou produits par leurs sécrétions. Pour que la toxine se produise. il faut que le microbe existe. et c'est toujours lui qui reste la cause première de la maladie infectieuse.

Quand un agent pathogène figuré, microbe ou bactérie, pénètre en un point quelconque de l'économie, qu'il vienne du dehors après avoir franchi sans encombre la première ligne de défense que lui opposent nos téguments, ou qu'une perturbation physiologique ou pathologique écarte momentanément les obstacles qui l'avaient jusque-là empêché de s'insinuer jusque dans l'intimité de nos tissus, une vive réaction se produit.

Si le microbe est peu virulent, il sera détruit au bout d'un temps plus ou moins long, après avoir eu à subir les attaques successives d'une série d'agents différents, dont le dernier terme est représenté par les cellules migratrices.

Si les cellules fixes ou migratrices réagissent trop tard, si le phagocyte, ce gardien de la paix de l'économie, comme l'appelle spirituellement Duclaux, succombe dans la lutte, si le microbe, très virulent, sécrète des substances à action chimiotactique négative capables d'empêcher les leucocytes d'arriver jusqu'à lui, l'intervention des autres cellules sera inutile. Elles l'empêcheront à peine de pulluler, en même temps il sécrétera des substances nocives qui iront au loin imprégner l'organisme.

Les cellules les plus voisines du foyer microbien pourront périr, les autres présenteront des phénomènes réactionnels qui aboutiront à l'exagération du pouvoir bactéricide et antitoxique qu'elles ont naturellement, et qui, s'il est suffisant, pourra encore empêcher l'organisme de succomber.

Telles sont les réactions cellulaires qui se produisent au point d'arrivée de l'agent infectieux. Toutes se résument en une mobilisation d'éléments de résistance de puissance croissante, et sans cesse renouvelés, destinés à s'opposer à l'invasion microbienne et à neutraliser le pouvoir toxique des sécrétions de l'agent figuré. — Ces réactions cellulaires s'accompagnent toujours de réactions réflexes qui se réduisent à l'action du système nerveux des vaisseaux, et donnent lieu à des phénomènes de vaso-motilité qui sont, eux aussi, un puissant moyen de défense.

A ces réactions cellulaires ou réflexes viendront s'en ajouter d'autres plus complexes, constituant les réactions générales de l'organisme. Dues aux rapports intimes qui unissent tous nos organes, elles ne sont que la transmission à un système tout entier de l'excitation qui a agi en un point limité de sa périphérie. Quelques-unes, comme l'élévation de température, ont encore pour but de protéger l'organisme, mais toutes résultent en dernière analyse de l'action du système nerveux.

Si toutes ces forces qui s'opposent au développement du microbe sont suffisantes, il sera détruit, la virulence de ses toxines sera suffisamment atténuée pour qu'elles ne soient plus nocives à un aussi grand degré. Des éléments cellulaires nouveaux produits par le travail de réparation incessant qui se fait dans nos tissus auront vite raison des microbes qui n'auraient pas encore succombé, et feront disparaître les derniers vestiges des toxines qu'ils avaient sécrétées.

Si, au contraire, grâce à une virulence exagérée, l'avantage est resté au microbe, l'issue de la lutte sera tout autre. Les éléments cellulaires seront anéantis, le germe pathogène pourra pulluler à son aise et infecter toute l'économie de ses toxines. La maladie ainsi constituée, l'organisme à lui seul sera désormais impuissant à triompher du mal : la thérapeutique devra intervenir, soit en s'attaquant directement à la cause même, soit en s'efforçant d'en atténuer les effets.

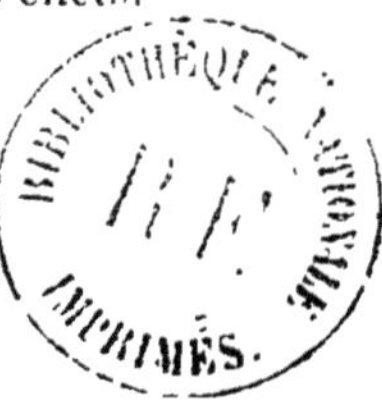

TŒFFERD.

2

CHAPITRE II

Pathogénie des lésions locales d'origine infectieuse.

En parlant des réactions locales de l'organisme, au point où l'agent pathogène est parvenu, nous avons dit que les phénomènes réactionnels qui se produisent relèvent tous de l'activité des cellules fixes ou des cellules migratrices, et peuvent donner naissance à des actions réflexes, dont les éléments anatomiques situés au point lésé sont le point de départ.

En cherchant à comprendre le mécanisme de ces perturbations dont l'ensemble constitue la lésion locale, on constate qu'elles sont de trois ordres bien différents :

Les unes sont caractérisées surtout par des phénomènes congestifs et vaso-moteurs.

Les autres comprennent des phénomènes d'irritation avec accumulation par places de cellules embryonnaires.

Les lésions du troisième groupe résultent directement de l'action du poison ; elles sont d'ordre dégénératif.

Les désordres qui se produisent dans nos tissus sous l'influence des agents infectieux ne pourront souvent pas rentrer dans un des trois groupes que nous venons d'étudier. Si, en effet, il est une loi qui paraisse trop absolue, et qui se trouve souvent contredite, en microbiologie, c'est celle qui veut que les mêmes causes produisent toujours les mêmes effets.

Le grand nombre d'éléments divers qui entrent en jeu dépendant. les uns de l'organisme atteint. les autres de l'agent infectieux lui-même, permettent de saisir facilement le *pourquoi* de cette diversité dans les phénomènes observés. Cependant. en synthétisant les résultats fournis par l'observation. en ramenant à des formes définies les phénomènes que l'expérimentation a permis de saisir. ces réactions locales peuvent être ramenées à six types nets : elles peuvent se traduire par l'inflammation et la congestion dont la diapédèse fait tous les frais. la fausse membrane. la suppuration. la gangrène. le tubercule.

A. *Inflammation.* — Nous sommes loin aujourd'hui du temps où Boyer (1) pouvait dire : « L'inflammation est une de ces maladies dont la nature est inconnue », et où Grisolle (2). ne voyant dans ce terme d'inflammation qu'une expression métaphorique analogue à celles de phlegmasie ou de phlogose, consacrée dans la science depuis un temps immémorial pour désigner un état morbide capable d'affecter tous les tissus vivants, en était réduit pour l'étudier à analyser minutieusement les signes cliniques qui l'accompagnent.

L'inflammation est la première réaction morbide des tissus envahis par des agents infectieux: elle n'est que le résultat des phénomènes réflexes qui prennent naissance

____

(1) ROGER. Traité des maladies chirurgicales, t I.
(2) GRISOLLE. *Loco citato.*

au point d'application de l'infection. Commune aux processus infectieux. à l'action des traumatismes et de certaines substances minérales ou végétales, elle résulte de l'irritation des éléments anatomiques qui réagissent et opposent aux poisons microbiens les moyens de défense dont ils disposent.

Consistant anatomiquement dans l'extravasation des liquides plasmatiques. et un renforcement de la fonction diapédétique nécessitée par la phagocytose qui entre en jeu, elle peut être perçue directement par nos sens, grâce aux trois signes qui l'accompagnent toujours. la tuméfaction. la chaleur et la rougeur.

La prédominance dans l'exsudat plasmatique de telle ou telle substance produite par les réactions cellulaires constitue les différentes espèces d'exsudats que la clinique nous a appris à connaître : *séreux*, s'il est limpide et citrin, *fibrineux* quand il est susceptible de se coaguler en réticulum délicat. *muqueux* quand les sécrétions des glandes muqueuses y prédominent, *croupal* quand il est fibrineux et muqueux.

B. *Suppuration.* — Si dans cet exsudat l'aliment cellulaire est très abondant, si de nombreuses cellules mortes nagent dans le liquide extravasé. celui-ci change de caractère. et devient *purulent*. C'est encore une preuve de la lutte qui s'est livrée localement entre l'agent infectieux et les forces de défense de l'organisme.

L'exsudat diffère totalement de ceux que nous avons signalés tout à l'heure. Il a changé de couleur: des innombrables cellules qu'il contient. les unes bourrées de bactéries montrent qu'elles ont lutté jusqu'à la dernière extrémité : d'autres influencées par l'élément toxique avant d'avoir pu aborder le microbe présentent des caractères de dégénérescence qui traduisent la désorganisation intime de leur protoplasma et de leurs noyaux. Des fragments de tissus, des fibres musculaires, des esquilles osseuses, du sang, montrent que tous les éléments de l'organisme peuvent être atteints. C'est à la périphérie que ces délabrements se produisent : la collection purulente est limitée par une paroi inégale et anfractueuse formée par les faisceaux du tissu conjonctif ramollis refoulés par l'accumulation des globules blancs, tassés par la pression du liquide et unis par une couche de fibrine (Reclus). Plus en dehors n'apparaissent plus que des signes de simple irritation : des leucocytes plus abondants qu'à l'état normal, des cellules proliférées d'autant moins nombreuses qu'on s'éloigne davantage du foyer purulent.

C. *Fausse membrane.* — L'inflammation et l'exsudation ne faisaient que traduire une réaction de l'économie dans un but salutaire sous l'influence d'une excitation quelconque, qui, nous l'avons dit, ne résultait pas forcément de l'action des germes infectieux. Les quelques mots que nous avons consacrés à la suppuration nous ont montré des phénomènes exclusivement pathologiques puisqu'ils relèvent d'un processus dégénératif et destructif. Nous le retrouvons encore si nous étudions la fausse membrane.

Sous les deux formes, *croupale*, ou *diphtérique* que les auteurs modernes lui assignent, elle résulte ou d'une réaction locale de l'organisme qui sécrète une espèce de vernis protecteur destiné à le mettre à l'abri des agents

infectieux, ou d'une nécrobiose des cellules et de l'exfo-
liation d'une partie existante sous l'influence de l'action
directe de la toxine sécrétée.

L'exsudation joue encore ici un rôle prépondérant,
mais la partie liquide n'existe plus pour ainsi dire : la
fibrine dont l'origine hématique a été démontrée par les
travaux de Dastre, la *nécrose de coagulation* des cellules.
si bien étudiée par Weigert contribuent seules à constituer
la fausse membrane : il y a eu exsudation, mais exsudation d'un principe coagulable, solide pour ainsi dire.

D. *Gangrènes*. — Toute cause de débilitation locale
ou générale favorise l'évolution des lésions que nous
venons d'étudier : cependant elles peuvent se développer
dans des tissus absolument sains. A côté d'elles s'en produisent d'autres qui ne sauraient évoluer quand le fonctionnement de nos organes est régulier et que rien n'est
venu l'affaiblir : nous voulons parler des gangrènes.

Toujours les gangrènes résultent d'un processus infectieux greffé sur une altération préexistante ou conco-
mitante de l'organisme. Des causes fort dissemblables
assurément peuvent le mettre dans cet état d'infériorité.
Aux désordres produits par les agents physiques, chimiques et mécaniques peuvent se joindre ceux qui ont été
causés par un état morbide antérieur, même d'origine infectieuse. par une de ces *propathies* dont Verneuil avait
déjà signalé l'importance.

Les dégats que causent les agents infectieux dans les
tissus dont la vitalité est altérée sont en raison directe de
cette diminution de leur force vitale, et par là même de
leur force de résistance. Sous l'influence des microorga-

nismes quelconques qui les envahissent, les tissus réagissent encore, puisqu'ils ne sont pas complètement morts, dans l'immense majorité des cas. Ils peuvent s'œdématier, s'enflammer, mais leur résistance cesse bientôt d'être suffisante pour s'opposer à l'énergie vitale considérable des germes pathogènes. Les éléments anatomiques cessent bientôt de fonctionner, les échanges nutritifs ne peuvent plus s'effectuer, un nouveau facteur, la putréfaction, vient joindre son action à celles du microbe et de ses toxines. La défaite de l'organisme est complète, si complète que la partie ainsi infectée cesse de faire partie intégrante de l'économie et s'élimine. Cette élimination des parties sphacélées peut encore être considérée comme un moyen héroïque employé par l'organisme pour se soustraire à l'action des principes qui peuvent lui nuire.

E. *Tubercule.* — L'étude de l'inflammation, de la suppuration, de la fausse membrane, nous ont fait connaître les moyens que l'organisme emploie pour se défendre contre les toxines. Les lésions locales semblent marquer par leur degré croissant d'importance les différentes phases d'une lutte sans merci dans laquelle l'un des adversaires en présence doit fatalement succomber. Un seul processus semble dirigé contre l'agent infectieux lui-même, c'est le tubercule.

On a peine à concevoir à première vue le tubercule comme un moyen de défense : qu'il soit causé par le bacille que Koch avait découvert le 24 mars 1882, et qui a gardé son nom, ou par les nombreux agents pathogènes connus ou inconnus qui peuvent lui donner naissance, le tubercule par le seul fait de sa présence au sein des tissus est toujours une cause de graves dangers. mais malgré tout, elle témoigne encore de l'ardeur que met notre organisme à triompher de tout ce qui peut déranger ou entraver son fonctionnement.

. Le tubercule, avec sa cellule géante, entourée des cellules embryonnaires de la zone périphérique. et des cellules épithélioïdes de la zone moyenne, n'a pas d'autre origine qu'un groupement dans un ordre particulier et dans un but défini des cellules phagocytaires. C'est ce qui résulte des recherches les plus récentes que cette phrase de Metchnikoff résume parfaitement : « Le tubercule est composé d'une réunion de *phagocytes* d'origine mésodermique qui affluent vers les endroits où se trouvent les bacilles et les englobent ».

Telles sont les différentes sortes de réactions qui peuvent se produire au point même où l'agent infectieux s'est installé. Si nous avons attribué à leur étude une place relativement considérable dans ce travail, c'est parce que. comme le fait ressortir Roger (1). « ce qui doit être mis au premier rang dans l'étude de la maladie, c'est la localisation morbide » et que le traitement de la lésion locale prend une place très grande dans celui de la maladie infectieuse.

____

(1) *Presse médicale*, mars 1899. n° 19. Définition et classification des maladies infectieuses.

CHAPITRE III

Des avantages et des dangers
qui résultent des réactions de l'organisme.

Dans le chapitre précédent, nous avons essayé de montrer le plus rapidement et le plus simplement possible l'ensemble des principaux phénomènes réactionnels qui accompagnent toute invasion des agents infectieux. L'étude que nous venons de faire nous laisse l'impression d'une grande lutte pour employer l'image dont s'est servi le premier le P⟨r⟩ Bouchard. Cette bataille ou, pour mieux dire, cette série de batailles commençant à la période d'invasion de la maladie peut se terminer par la défaite de l'assaillant. c'est la guérison, ou par celle de l'organisme. dont le dernier terme est la mort.

Tantôt les premiers efforts de l'organisme sont couronnés de succès, tantôt c'est après une longue résistance. c'est après des mobilisations successives de moyens de défense d'ordre croissant, en faisant des sacrifices d'autant plus grands que sa vitalité a été plus compromise que notre organisme réussit à terminer la lutte à son avantage.

Laissant de côté maintenant les éléments cellulaires et les réactions qui se produisent dans leur intimité. nous voudrions, en envisageant des phénomènes d'un ordre plus élevé, chercher comment toutes ces modifications qui se passent au sein de nos tissus peuvent par leur ensemble conduire à la guérison. Nous tâcherons de voir si elles atteignent toujours leur but, qui est, nous l'avons dit, la défense de l'organisme, et si quelquefois, au lieu de produire un effet utile, elles n'arrivent pas à un résultat opposé. En un mot nous étudierons l'utilité et les dangers des réactions de l'organisme.

Leur utilité est leur raison d'être. Les modifications cellulaires que nous avons vues se produire en étudiant la pathogénie des lésions infectieuses nous font comprendre ce que Trousseau exprimait déjà : « Il est vrai de dire, affirmait-il, que la nature tend à la guérison — cela n'implique pas que cette tendance ne rencontre pas en elle-même, par l'usure ou la destruction des organes ou bien en dehors d'elle par la véhémence ou la malignité de la cause morbifique, des obstacles insurmontables » (1).

Dans cette phrase, Trousseau, sans s'en douter, décrivait à merveille ce qui se passe réellement dans les processus infectieux : la tendance à la guérison, c'est la résistance et le pouvoir réparateur de nos tissus : l'usure et la destruction des organes, ce sont les lésions locales : la véhémence et la malignité de la cause morbifique, est-ce autre chose que la quantité et la qualité des germes morbides qui jouent un si grand rôle dans l'évolution de l'infection? Un peu plus loin, dans ses cliniques, l'illustre médecin

---

(1) TROUSSEAU. *Clinique médicale de l'Hôtel-Dieu.* Introduction.

de l'Hôtel-Dieu dit encore : « Connaître les causes des maladies, c'est plus de la moitié de la médecine ». Lui les ignorait, mais s'il avait pu à l'expression de *cause morbifique* substituer le terme précis de *microbe pathogène*, il aurait à lui seul établi ce que d'innombrables travaux nous ont appris à connaître.

La nature tend à la guérison. En effet dans certains cas. réduit à ses simples forces. l'organisme parvient à garder la suprématie. Les exsudats inflammatoires se résorbent sans laisser aucune trace de leur existence. Les fausses membranes, des lambeaux sphacélés s'éliminent et les processus réparateurs si intenses dans nos organes comblent rapidement les vides et réparent les dommages. Des foyers purulents se vident spontanément au dehors. d'autres sont enkystés par les tissus qui les entourent et une barrière infranchissable s'oppose à leur expansion.

Mais à côté de ces cas. combien souvent en est-il autrement ! Même quand la thérapeutique a apporté à l'économie les secours si variés dont elle dispose. trop souvent la lutte se termine par un désastre.

Les causes qui peuvent le produire sont nombreuses : en premier lieu, c'est la « malignité ou la véhémence de la cause morbifique ». pour nous servir des termes de Trousseau. Dans certains cas l'agent pathogène tend à envahir l'organisme entier, en y évoluant sans susciter de lésions spéciales (septicémies) ou se localisant dans certains viscères et certains tissus, y provoque la formation de foyers purulents (pyémies) — dans d'autres cas, rien ne peut arrêter la diffusion dans l'organisme de toxines élaborées par un foyer infectieux limité, allant au loin adultérer nos tissus (toxémies). Alors l'infection se généralise, l'organisme attaqué par trop de côtés à la fois succombe rapidement.

Le danger peut résider non plus dans la cause morbifique elle-même, mais résulter de l'excès de force que l'organisme met en œuvre pour arriver à se protéger ou à réparer les dégats causés par l'agent infectieux, et cela aussi bien pour les réactions d'ordre général que pour celles d'ordre local.

Trop souvent l'effet n'est pas proportionné à la cause qui l'a produit. L'économie en présence des principes qui peuvent lui nuire réagit, mais souvent sa réaction est aveugle. Elle est suffisante pour entraver l'action nocive de l'agent morbide contre lequel elle lutte, mais les moyens mis en œuvre sont trop énergiques, et préjudiciables au bon fonctionnement de nos organes. Roger, qui envisage cette disproportion fréquente entre l'effet et la cause agissante, en cite un exemple frappant : « Pour un petit tubercule situé sous la plèvre, dit-il, l'organisme sécrétera trois ou quatre litres de sérosité : cet épanchement par la pression qu'il exerce entravera le développement de la tuberculose, mais gènera le libre fonctionnement du poumon sous-jacent, au point que si on n'intervient pas pour retirer ce liquide, de graves désordres, la mort même pourront en résulter » (1).

De même les réactions hyperthermiques qui se produisent au cours de certaines pyrexies, destinées à com-

____

(1) Roger. Introduction à l'étude de la médecine, p. 393.

battre en principe l'action hypothermisante des toxines, pourront prendre une telle importance qu'elles constitueront à elles seules le plus grand danger de la maladie.

L'exagération de ces réactions peut être due à la persistance de l'excitation ou à une trop grande énergie des moyens mis en œuvre pour la combattre, mais quoi qu'il en soit, au lieu d'être un processus utile pour l'organisme, elle sera pour lui une nouvelle source de dangers.

Dans un autre ordre d'idées, l'action nuisible des lésions infectieuses peut se manifester d'une autre façon. Considérons un foyer purulent par exemple : sans cesse il tend à s'accroître ; il chemine entre les muscles. écarte les aponévroses, dissocie les tissus, lèse les nerfs, les os, les vaisseaux. Ces désordres mécaniques qui se font dans le but louable d'amener à l'extérieur les produits purulents, ne constituent-ils pas par eux-mêmes une source de dangers aussi considérable que la toxicité des principes qui y sont contenus ? L'expansion continuelle des collections suppurées les pousse vers les endroits qui leur offrent le moins de résistance. Leur ouverture à la peau est un terme heureux de cette évolution. mais si le chemin à parcourir pour arriver aux téguments est trop long, si des obstacles sérieux s'opposent à la marche du pus vers l'extérieur. il se dirigera vers la profondeur. Une loi veut que les organes de notre corps soient d'autant plus profondément situés qu'ils sont plus nobles. Attaqués par les microbes pyogènes qui seront arrivés jusqu'à eux, leur résistance sera illusoire, et de graves désordres en résulteront : Les péritonites aiguës consécutives aux suppurations des organes en sont trop souvent la preuve.

En prenant les suppurations pour exemple. nous n'avons fait entrer en ligne de compte que le danger qu'elles causent par l'action mécanique qu'elles exercent. Ce danger se retrouve partout : la fausse membrane. par une action toute mécanique aussi. devient la cause de terribles accidents quand elle rétrécit le calibre des voies respiratoires de l'enfant : dans le croup qui l'étrangle. on a peine à voir le résultat d'une réaction locale toute curative en principe : l'inflammation n'est-elle pas suffisante pour transformer en cavités closes certaines parties de l'organisme ? — processus invoqué pour expliquer la pathogénie de l'appendicite (Dieulafoy) et jouant un rôle certain dans la pathologie des voies biliaires et du foie (Dupré). Le tubercule, cet amas de cellules destiné. semble-t-il. à englober les bacilles et à les étouffer. ne joue-t-il pas dans les affections où on le rencontre un rôle pathologique aussi redoutable que les toxines sécrétées par l'agent infectieux.

Tous ces dangers. que l'inflammation, le tubercule. l'œdème, la fausse membrane, les foyers purulents peuvent faire courir à l'organisme. ont pour cause première l'agent infectieux, c'est évident, mais leur cause immédiate n'est-elle pas le résultat d'une réaction exagérée de l'organisme ?

A ces dangers, viennent s'en ajouter d'autres encore résultant du zèle que met l'organisme à réparer les désordres causés par les agents infectieux.

L'apport incessant d'éléments jeunes et vivaces au point d'application de l'infection, l'énergie du fonctionnement de tous les éléments anatomiques que nécessite à cet endroit la lutte qui s'y est engagée fait que des forces vives s'y accumulent en trop grand nombre. Les cellules fixes ou migratrices, groupées au voisinage des foyers infectieux, tirent de leur ensemble, et de leur énergie vitale une force nouvelle.

Au lieu de dégénérer, comme il arrive quand les toxines les influencent, elles s'organisent, forment des tissus nouveaux parcourus par des vaisseaux qui les alimentent, et là encore ce qui devait être un secours est devenu un péril. Tout en constituant dans leur ensemble un système parfait de cloisons étanches destinées à limiter l'action des agents infectieux, ces tissus de formation nouvelle (néo-membranes) adhèrent aux organes qu'ils avoisinent par les vaisseaux qui les parcourent. Leur adhérence est si intime qu'elle peut en gêner le fonctionnement par une action purement mécanique : or tout trouble dans le fonctionnement normal des organes les rend plus sensibles, et moins résistants à l'action des agents susceptibles de leur nuire.

L'envahissement des organes par du tissu scléreux, qui en étouffe les éléments actifs, les rétrécissements cicatriciels si fréquents en pathologie humaine sont encore les preuves tangibles de l'action malheureuse de l'organisme dans les processus de réparation qui suivent le triomphe de l'économie sur l'agent infectieux : acharné contre son ennemi, l'organisme le combat à outrance et trop souvent se laisse entraîner par son ardeur jusqu'à se nuire à lui-même. Déjà le leucocyte qui a englobé trop de microbes, plus qu'il ne pouvait en détruire, succombe, et, entraîné par le courant sanguin, peut aller au loin présider à la formation de foyers infectieux secondaires ; partout cette manière *inintelligente* de se tirer d'affaire apparaît dans les réactions de l'organisme : elle est la cause de bon nombre d'accidents contre lesquels la thérapeutique aura à réagir.

CHAPITRE IV

Ce que devra être la thérapeutique rationnelle de l'infection.

Il nous est facile désormais, d'établir après ce que nous avons dit jusqu'ici, ce que devra être logiquement la thérapeutique de la maladie infectieuse.

Mettre notre organisme à l'abri des influences débilitantes d'origine extérieure, le garder des intoxications dérivées du monde ambiant, lui éviter le contact direct des germes pathogènes qui pullulent autour de nous, sera le rôle de l'hygiéniste, qui en créant la prophylaxie des maladies infectieuses, en mettant notre organisme dans les meilleures conditions pour résister aux attaques des microbes, en les détruisant, même avant qu'ils aient pu arriver jusqu'à nous, aura en supprimant les principales causes éloigné la plupart de leurs effets.

Mais, des règles d'hygiène méconnues, une prédisposition morbide particulière, un traumatisme brutal, peuvent laisser les germes pathogènes pénétrer jusqu'à nous : une exaltation subite de leur virulence peut permettre à ceux qui sont les hôtes habituels de notre corps de vaincre la résistance que leur offre notre organisme. C'est alors que des désordres fonctionnels se manifesteront, et néces-

siteront une intervention énergique du médecin ou du chirurgien.

Cette intervention toute thérapeutique de la part du
médecin, en quoi consistera-t-elle? Elle sera, comme on
l'a dit, *préventive et curative* (1). préventive, en visant
l'état réfractaire, grâce aux sérums, grâce aux vaccins im-
munisants — curative en s'attaquant à la cause du mal,
et en cherchant à en supprimer les effets et à en atténuer
les symptômes.

Nous n'avons pas à parler ici des nombreuses méthodes
qui permettent au médecin de lutter contre les agents
infectieux, ni des innombrables substances médicamen-
teuses qu'il peut utiliser pour détruire les microbes ou
diminuer la virulence des toxines, ou encore réparer les
désordres que les uns et les autres peuvent produire
dans l'organisme.

Notre but est autre : voyons comment le chirurgien
pourra utilement intervenir au cours des affections dont
nous venons d'étudier la pathogénie et l'évolution et soustraire l'organisme aux dangers nombreux que nous venons
d'énumérer.

---

(1) CHARRIN. *Loco citato.*

DEUXIÈME PARTIE

Du rôle du chirurgien dans les infections.

INTRODUCTION

De tout ce que nous avons dit jusqu'ici, il résulte une chose : c'est que l'infection est une entité nettement définie. Elle comprend trois facteurs que nous résumerons ainsi avec Capitan (1) :

« L'agent infectieux, les produits qui l'accompagnent dans l'organisme, fabriqués par lui, ou résultant de la lutte engagée entre lui et le second facteur.

« L'organisme réagissant par ses innombrables actions cellulaires et humorales.

« Le troisième facteur résultant de cette lutte ».

La thérapeutique de toute infection devra donc être dirigée, simultanément ou successivement, contre le microbe et ses toxines : elle devra favoriser les réactions de l'organisme ou en modérer l'énergie — et enfin, intervenir dans la lutte pour la faire tourner à l'avantage de l'organisme toutes les fois qu'il semblera en danger.

____

(1) CAPITAN. Les maladies infectieuses. Causes et traitement. Paris, 1896.

Enfin, cette lutte terminée, elle devra encore favoriser les efforts réparateurs de l'économie et aider l'organisme à éliminer les derniers vestiges de l'infection capables d'exercer encore une action nocive.

. Cherchons donc comment le chirurgien peut agir pour remplir ces indications, et commençons par l'étude de la prophylaxie chirurgicale contre les agents infectieux, pour continuer par celle des moyens que la chirurgie peut opposer aux infections limitées d'abord, généralisées ensuite, et terminer en montrant comment elle peut aider à la réparation des lésions causées par les germes pathogènes. et consacrer définitivement la victoire de l'organisme.

CHAPITRE PREMIER

Prophylaxie chirurgicale des infections.
De l'antisepsie chirurgicale.

La lutte du chirurgien contre les agents infectieux commence avant même que les microbes soient arrivés au contact de notre corps.

Si l'asepsie chirurgicale, en ce qui concerne le chirurgien, ses aides, les instruments, les objets de pansement dont il se sert, relève de l'hygiène proprement dite. elle n'est rien moins qu'une intervention manuelle, chirurgicale, quand elle est destinée à empêcher les germes morbides d'arriver au contact d'une plaie, d'une solution de continuité de nos tissus, accidentelle ou thérapeutique. Le lavage d'une plaie avec de l'eau pure ayant pour but d'entraîner mécaniquement les germes qui auraient pu l'envahir, le pansement ouaté « destiné à filtrer l'air qui peut arriver à son contact » (Alph. Guérin) ne suffisent-ils pas souvent à éviter des infections qui auraient évolué librement si le chirurgien n'était pas intervenu ?

Si au lieu d'employer des moyens purement mécaniques, comme le lavage dont nous parlions à l'instant, le chirurgien associe à son action celle d'agents chimiques capables de détruire les microbes arrivés au contact de

nos tissus ou d'atténuer leur virulence, s'il fait de l'antisepsie en un mot, il mettra en œuvre un nouveau moyen
thérapeutique, et les résultats heureux auxquels il arrivera
par cette méthode seront un puissant argument pour nous
qui cherchons à montrer l'utilité de l'intervention manuelle dans le traitement des maladies infectieuses.

On nous objectera, sans doute, que l'antisepsie appar-
tient aussi bien à la médecine qu'à la chirurgie, et qu'il
n'est pas nécessaire d'être chirurgien pour pouvoir la pra-
tiquer, C'est vrai dans certains cas, faux dans d'autres.
Si l'antisepsie, en effet, se borne souvent à des applications superficielles d'agents antiseptiques sur les téguments, sur des régions de notre organisme facilement accessibles, elle commence à devenir tout autre quand il
s'agit de soustraire à l'action nocive des germes les cavités
naturelles de notre corps, même « celles qui sont en com-
munication constante avec le monde extérieur ». comme
les appelait Claude Bernard. Souvent pour les atteindre,
il faudra mettre en jeu tout un appareil instrumental, et
alors le rôle principal reviendra à l'action manuelle du
médecin, c'est-à-dire à la chirurgie. Petite chirurgie, assurément chirurgie à la portée de tous ceux qui connaissent
la configuration exacte de notre corps, mais n'en néces-
sitant pas moins une sûreté dans l'action, des connais-
sances précises, une éducation spéciale et un entraîne-
ment absolu.

Pourquoi les lavages de la bouche, de l'estomac, de
l'urètre, les injections vaginales, les lavements, le cathétérisme de l'œsophage peuvent-ils être faits indifférem-
ment par le médecin ou le chirurgien, alors que les cathé-

térismes de l'uretère, du canal nasal, de la trompe d'Eustache appartiennent en propre au chirurgien? — C'est l'usage qui en a décidé ainsi, dira-t-on. — Soit, mais quand un usage prévaut, ce n'est jamais le résultat du hasard : chaque chose a sa raison d'être; ici, elle n'est pas autre que l'habileté qu'il est nécessaire de déployer pour mener à bien de semblables opérations, et qui ne s'acquiert qu'au prix d'une éducation spéciale. Dans les cas que nous envisageons, elle n'est pas autre que l'éducation chirurgicale, et la connaissance profonde de l'anatomie.

CHAPITRE II

**Infections localisées.
Traitement chirurgical des manifestations locales de l'infection.**

L'application de l'antisepsie peut donc nécessiter à
elle seule une intervention chirurgicale. Supposons qu'elle
ait été insuffisante, admettons que l'antiseptique, substance
définie, destinée à s'opposer au développement des agents
infectieux, malgré l'art employé pour le mettre en contact
avec eux (cathétérisme, embaumement dans les grands
écrasements) (1), n'ait pas pu les détruire complètement
et qu'ils continuent malgré tout leur action néfaste. L'inflammation va apparaître, la suppuration va peut-être la
suivre. Faudra-t-il attendre les réactions salutaires qu'on
est en droit d'espérer de l'organisme? faudra-t-il attendre
que la nature agisse, et devra-t-on se borner à traiter les
réactions générales traduisant la lutte qui se passe en
nous?

Assurément, la thérapeutique médicale suffira souvent
entre les mains de médecins expérimentés à atténuer les
symptômes : les analgésiques calmeront la douleur, les

---

(1) Cf. Reclus. *Cliniques chirurgicales de la Pitié.*

antithermiques pourront s'opposer à des ascensions dangereuses de la température ..... mais trop souvent, elle ne sera qu'une thérapeutique de symptômes. La cause restera toujours là, intacte : aussitôt que l'action médicamenteuse sera épuisée, les perturbations de l'organisme reparaîtront, et ne cesseront que quand la cause elle-même aura disparu.

S'attaquant directement à la cause de la maladie. le chirurgien devra par des interventions opportunes essayer de détruire l'agent infectieux dans le foyer même, et s'il ne peut y réussir, en raison des obstacles que l'organisme peut lui opposer, il s'attaquera au foyer lui-même, qui. semblable à un laboratoire de toxines. comme on l'a dit, déverse dans l'économie des torrents de poisons.

Cherchons donc maintenant comment le chirurgien pourra arriver à lutter contre les manifestations diverses qui marquent l'évolution des maladies infectieuses : étudions ce qu'il pourra faire pour arriver à triompher de l'inflammation, de la suppuration, de la fausse membrane, de la gangrène. du tubercule.

Inflammation. — De même que le traitement des maladies infectieuses doit consister à lutter contre chacun de ses facteurs, de même le traitement de l'inflammation devra s'adresser à chacun des éléments qui la constituent et dans cette première manifestation de l'atteinte de l'organisme, le chirurgien, s'il veut accomplir une œuvre utile, devra sans cesse avoir présent à l'esprit le principe : « *Sublata causà tollitur effectus.* »

La cause de l'inflammation, c'est l'agent figuré, c'est le microbe : elle se manifeste. les auteurs classiques nous l'ont appris bien avant qu'ils aient pu en connaître la cause, par un exsudat de caractère variable, de la douleur. de la tuméfaction. de la rougeur.

Pour combattre la cause, le chirurgien utilisera les nombreux antiseptiques que la pharmacologie lui aura appris à connaître. il les mettra en contact le plus absolu avec le foyer infectieux dont la présence sera trahie par la rougeur des téguments. — Des pansements habilement faits maintiendront le contact entre le mal et son remède. et par une compression suffisante créeront un obstacle mécanique destiné à s'opposer à la formation de l'exsudat.

L'exsudat formé. si par sa nature, par sa situation, sa quantité. il risque d'entraîner des troubles fonctionnels. le chirurgien s'efforcera de supprimer cette cause de dangers. Il évacuera l'exsudat par des ponctions. par de larges incisions. En même temps il agira sur les tissus qui l'auront produit et que l'action des agents infectieux ou des toxines auront pu modifier dans leur structure en en pervertissant les fonctions. Il agira sur eux. tantôt en les enlevant complètement (cure radicale des hydrocèles vaginales. des hygromas). tantôt en agissant sur eux par des substances capables par leur simple contact d'amener ces modifications (injections iodées. chlorure de zinc. etc.).

Comme les mouvements sont encore une source d'irritation constante pour les tissus enflammés. il s'efforcera de les immobiliser par des appareils appropriés aux régions qui sont atteintes. Enfin quand le processus inflammatoire aura pris fin, quand l'organisme débarrassé de son ennemi pourra commencer à réparer ses dégâts. le massage aidera à la résorption de l'exsudat et à la disparition de ses derniers vestiges.

Certaines inflammations sont restées exclusivement médicales, telles que celles du tube digestif, ou des différents éléments du système nerveux — d'autres sont chirurgicales : les arthrites, les salpingites, les métrites, les ostéites, les cystites, les appendicites pour ne citer que celles-là. Si le médecin revendique pour lui les pleurésies qu'il guérit souvent par un procédé tout chirurgical, la ponction, les péritonites malgré le bénéfice qu'elles ont retiré du traitement chirurgical le jour où leur nature infectieuse a été reconnue, il ne faut voir en cela que le résultat d'un déplacement dans les attributions respectives du médecin et du chirurgien, déplacement consacré par Bretonneau, le jour où il préconisait la trachéotomie dans le traitement du croup, et auquel se rattachent les noms des P^{rs} Dieulafoy et Potain qui, en vulgarisant la ponction aspiratrice, créaient à côté des opérations chirurgicales une nouvelle classe d'interventions purement médicales.

Suppurations. — Le rôle que nous avons vu jouer au chirurgien dans le traitement des inflammations, nous le retrouvons identique, mais grandi quand il s'attaque aux foyers suppurés.

Pénétré encore du principe que rien ne peut supprimer les effets, sinon la disparition de la cause elle-même, c'est à elle qu'il s'adresse : il s'efforce d'évacuer le pus, cette solution concentrée des toxines mélangée de déchets organiques, et cherche à supprimer le processus destructif qui opère si énergiquement à la périphérie du foyer.

Selon les proportions respectives de la partie liquide

et de la partie solide du pus (débris sphacélés, séquestres osseux. etc.), deux manières d'opérer différentes se présenteront à lui.

Si l'élément liquide forme la majeure partie du pus. il pourra recourir à la ponction, aspiratrice ou non. à l'incision limitée. Son aiguille ou son trocart, par l'orifice qu'ils auront créé, permettront au liquide septique de s'écouler au dehors. et à leur action directe s'ajoutera celle des antiseptiques ou des agents modificateurs qui achèveront l'œuvre du chirurgien, et aideront au processus réparateur de l'organisme.

Si l'élément solide prédomine. si le pus est trop concret, ou s'il existe un caillot purulent : si, la partie liquide évacuée. il reste dans le foyer des lambeaux de tissus. musculaire ou osseux, que leur calibre ou leur structure empêcheront de s'engager dans la lumière du trocart ou de l'aiguille, un seul procédé restera à la disposition du chirurgien : la large incision et le débridement. Délaissant l'aiguille ou le trocart pour le bistouri ou le thermocautère, aidant son action de celle de la gouge ou du trépan, il pénétrera délibérément jusqu'à la source du mal en écartant ou détruisant tous les obstacles qui s'opposent à sa marche (suppurations du système osseux, de la cavité pleurale).

Nous sommes loin maintenant des procédés de l'antiquité restés en usage jusqu'à la période antiseptique ; le thermocautère a remplacé avantageusement l'aiguille rougie au feu ou même le large cautère blanchi au brasier. L'emploi des caustiques est de plus en plus limité : le bistouri plus prompt a pris sa place, et bien rares sont les cas où des chirurgiens pensent encore à faire usage pour ouvrir les abcès du foie, de la fosse iliaque ou les collections périnéphritiques, du caustique de Vienne seul ou associé à la pâte au chlorure de zinc. Les adhérences établies par ce procédé incertain quant à ses résultats, en raison de la diffusibilité du caustique, sont remplacées même pour les abcès les plus profonds de nos organes par l'intervention directe de l'instrument tranchant, aidé d'une suture étagée des plans s'opposant à ce que le pus souille les cavités ou les organes voisins.

Arrivé sur le mal, le chirurgien s'efforcera de l'enlever en entier, avec ou sans les tissus qui l'enclavent (hygromas suppurés, salpingites, abcès musculaires), ou usera de tous les moyens qui sont possibles pour évacuer hors de l'organisme les produits dangereux, corps étrangers et toxines qui retarderaient la guérison. Tantôt ses incisions dirigeront les matières peccantes vers l'extérieur, et les amèneront à la surface des téguments — ceci toutes les fois que la situation des foyers dans l'organisme permettra de le faire sans produire de trop grands délabrements, tantôt elles aboutiront dans les cavités de l'organisme qui communiquent directement avec le monde extérieur (abcès de l'amygdale ouverts dans la bouche, abcès de la prostate ouverts dans le rectum).

Ayant évacué le contenu du foyer infectieux, les corps étrangers qu'il contient, le chirurgien cherchera à faire disparaître le processus destructif localisé à la périphérie. Par des raclages consciencieux, des cautérisations énergiques, l'application de substances antiseptiques appropriées, il ira à la rencontre des parties saines de l'organisme, et quand il les aura découvertes. il réparera ses dégâts par des sutures (réunion par première intention) ou laissant la plaie ouverte en totalité ou en partie (drainage) il instituera un traitement antiseptique permettant de combattre les infections secondaires pouvant évoluer dans la sérosité sécrétée par les parois de la cavité.

Et quand la suppuration aura son siège. non plus au milieu des tissus. mais dans une cavité préexistante. dans une séreuse. une articulation, le péritoine. sa conduite sera encore la même. Que la péritonite suppurée soit limitée, enkystée, ou qu'elle ait envahi la totalité de la séreuse. sa manière d'agir sera identique en principe, sinon dans les applications particulières. Le péritoine. bien que seule sa surface interne soit tapissée le plus souvent d'un exsudat puriforme. sera traité comme un abcès. Le chirurgien l'ouvrira, le lavera. le détergera, le drainera, tout comme il aurait drainé un abcès quelconque — et souvent, les résultats d'une action thérapeutique si simple, si bénigne depuis la découverte de l'antisepsie seront merveilleux. Il suffit pour s'en rendre compte de se reporter aux beaux chapitres que Aimé Guinard a consacrés aux injections péritonéales dans le Traité de chirurgie de Le Dentu et Delbet.

Fausses membranes. — Il est rare que le processus infectieux caractérisé par l'apparition de la fausse membrane donne lieu à des réactions locales autres que celles qui résultent de leur présence et de leur rôle mécanique.

Si on veut faire entrer dans le domaine de la chirurgie les interventions manuelles qui ont pour but d'enlever des tissus ces *excreta* fibrineux qui leur adhèrent rarement d'une manière très intime, nous pourrons résumer ainsi le rôle du chirurgien.

Toutes les fois que les fausses membranes seront facilement accessibles (amygdales, nez, utérus, plaies), il devra s'efforcer de les enlever. A vrai dire, la fausse membrane constitue en elle-même un procédé de défense de l'organisme suffisant pour qu'on puisse les respecter. Dans certains cas elles pourront être nuisibles par leur situation même. Nous en réservons l'étude pour le chapitre dans lequel nous nous occuperons des dangers qui résultent de l'action curative de l'organisme contre les agents infectieux.

Gangrènes. — Nous n'avons pas ici théoriquement à nous occuper des gangrènes dites aseptiques, consécutives aux brûlures, aux traumatismes, ou résultant de troubles veineux, artériels, capillaires, cardiaques ou nerveux. Mais en réalité, il n'y a pas, ou presque pas de gangrène aseptique : il est rare que des tissus mortifiés n'aient pas à pâtir à un moment donné de l'action des agents infectieux. Nous pouvons donc indiquer sans nous compromettre le rôle du chirurgien dans le traitement des gangrènes au sens le plus large du mot, sans nous limiter à celles qui sont produites par l'action directe des microorganismes.

L'intervention chirurgicale sera discrète : elle se bornera à isoler les organes atteints, et à les mettre à l'abri des organismes infectieux qui pullulent autour de nous, comme nous l'avons dit. Des pansements protecteurs, antiseptiques par excès de précaution, préserveront les parties mortifiées de l'action des traumatismes et des agents cosmiques ou figurés — et la thérapeutique de la gangrène, à part cette prophylaxie toute mécanique, sera entièrement expectative.

Le chirurgien se contentera en effet de surveiller soigneusement le processus d'élimination qui évolue dans les membres ou les organes sphacélés. La cause atteint généralement d'emblée sa puissance maximum, et rien ne saurait la modifier quand elle s'est produite. — Il attendra patiemment la formation de l'escarre. et aidera à son élimination si les phénomènes de réparation sont en avance sur ceux de destruction et que ces derniers les entravent. Un seul cas se présentera où il pourra intervenir : c'est quand dans une gangrène infectée. envahie par les microbes de la suppuration. de la fermentation ou de la putréfaction. le chirurgien jugera utile de sacrifier une partie de l'organisme pour faire la part du mal et protéger le reste de l'économie — et encore, les résultats obtenus semblent-ils démontrer que ces cas sont bien exceptionnels.

Dans les gangrènes septiques proprement dites (gangrène charbonneuse) le traitement chirurgical dès le début, extirpation du foyer primitif ou cautérisation, a réussi quelquefois à arrêter le mal. Ces cas sont rares. nous n'insisterons pas.

La chirurgie contemporaine est arrivée à triompher de la gangrène pulmonaire (Tuffier) par une extirpation pure et simple des produits de destruction de l'organisme ; elle a donné de bons résultats dans la réparation des pertes de substance produite par la chute des plaques de Peyer sphacélées (fièvre typhoïde): ce sont les seuls cas à notre connaissance, avec la gangrène herniaire dans lesquels le chirurgien ait pu intervenir utilement dans le traitement de ce processus terrible qui semblait jusqu'ici au-dessus des ressources de l'art.

Tubercules. — Le tubercule. réaction phagocytaire complexe de nos tissus. si on en croit les auteurs modernes, peut nécessiter l'intervention du chirurgien dans deux ordres de cas bien différents :

Tantôt il agit par sa simple présence : nous avons cité avec Roger le cas du tubercule pleural qui finit par provoquer un épanchement capable d'entraver le libre fonctionnement de l'appareil pulmonaire. Il agit alors par irritation et le traitement de ces cas se réduit à celui d'une inflammation pure et simple (péritonite tuberculeuse, pleurésie)(1).

Tantôt, il agit par sa quantité : les tubercules se réunissent, s'agglomèrent, finissent par former de véritables néoplasmes donc l'action devient toute mécanique et qui nécessitent une intervention énergique si l'on veut pallier aux accidents qu'ils produisent. La chirurgie seule est capable d'en venir rapidement à bout. sans autre moyen à son service que l'extirpation pure et simple de l'agent compresseur (Gommes intra-osseuses).

Le tubercule, dont nous venons d'étudier les dangers quand il a sa structure normale. quand il est intact. peut au lieu de détruire le microbe qu'il enkyste, succomber sous son action. Il se modifie. il subit la dégénérescence caséeuse ou calcaire. ou encore la fonte suppurative (abcès froids) c'est surtout dans ces cas que le chirurgien peut intervenir utilement.

---

(1) Voir p. 42.

TUEFFERD.   4

La tuberculose, affection toute médicale pour ceux qui l'étudièrent les premiers, est devenue, dans la période moderne, la plus chirurgicale des maladies humaines. Tous les organes peuvent en être atteints. et toutes les fois que par leur situation, ils permettront au chirurgien d'arriver jusqu'à eux, toutes les fois que la localisation du mal permettra d'agir sur lui sans faire courir un trop grand danger à l'organisme. le chirurgien devra intervenir. Souvent. ses interventions consisteront à traiter des manifestations locales pour lesquelles il n'usera pas de procédés thérapeutiques autres que ceux que nous avons vus jusqu'ici.

D'autres fois, il sera obligé. quand un organe aura été atteint. de l'enlever complètement s'il veut protéger le reste de l'économie contre les effets funestes qui ne tarderaient pas à se produire (reins. prostate. testicules, cæcum, etc.).

Une méthode nouvelle du traitement de certaines affections tuberculeuses a vu jour depuis quelques années. Nous voulons parler de la méthode *sclérogène* due au P' Lannelongue. Partant du principe que la tuberculose pulmonaire scléreuse arrive à la guérison spontanément par suite de la formation d'une gangue de tissu scléreux qui incarcère le tubercule et l'étouffe, on a créé artificiellement ce tissu au moyen d'injections interstitielles de solution de chlorure de zinc.

Les beaux succès obtenus dans les arthrites tuberculeuses du genou, du coude, indiquent tous les services que peut rendre dans l'avenir cette méthode récente.

CHAPITRE III

Infections généralisées.

Tant que l'on crut à l'action directe des agents figurés, ou ensuite à la diffusion de leurs toxines par des voies déterminées, on pensa pouvoir réussir à arrêter les infections en coupant purement et simplement ces chemins qu'étaient censés suivre les produits infectieux, et empêcher leur migration.

Cette méthode, à laquelle se rattachent les ligatures des vaisseaux, les sections des troncs nerveux (Denucé), les amputations même d'un membre entier dans le tétanos (Berger), était la traduction malheureuse d'un traitement chirurgical des infections en voie de généralisation.

Les découvertes de la microbiologie ne tardèrent pas à en montrer l'inutilité, souvent même le danger. Si quelquefois en effet, par une intervention chirurgicale opportune, il est possible de soustraire notre organisme à l'action d'un foyer infectieux quand il a réussi à s'installer en nous, il est des cas trop nombreux encore où rien ne peut s'opposer à la diffusion des poisons microbiens ou des microbes eux-mêmes. Des réactions générales sont la preuve évidente de la déchéance de l'organisme avant que la réaction locale classique ait eu le temps d'évoluer au point de pénétration de l'agent infectieux : l'infection est généralisée d'emblée. témoins ces péritonites septiques qui tuent sans qu'on puisse trouver de lésions anatomiques. Dans bien des cas encore, sans manifestation générale, la réaction locale se produit, mais le microbe a déjà réussi à inonder nos tissus des poisons qu'il a sécrétés (syphilis), et dans ces cas, rien ne sert de s'attaquer à ce qui semble être la cause. rien ne sert de poursuivre le mal dans cette manifestation. Jamais. pour ne citer que ces cas. l'excision d'un chancre induré n'a empêché ni retardé l'évolution de la syphilis. trop souvent. la destruction ignée d'une plaie (Boyer) n'a pas empêché la rage ou le tétanos de se développer. De pareils insuccès doivent être mis au compte d'une intervention trop tardive, mais cette tardivité est fatale, inévitable. étant donnée l'extrême rapidité avec laquelle se diffusent les toxines des microbes très virulents.

Et dans ces cas d'infection généralisée, qui peuvent se reproduire également quand la surface d'absorption des toxines a été considérable (grandes plaies chirurgicales ou traumatiques. séreuses). il semble que le chirurgien n'aie plus rien à faire, et doive se résoudre à abandonner la lutte. On ne conçoit pas en effet d'opération chirurgicale qui puisse dans les infections générales s'opposer à la formation des abcès métastatiques, jouant chacun secondairement le même rôle que le foyer primitif, pas plus qu'aucune intervention ne pourrait dans un cas de variole ou de rhumatisme articulaire triompher des désordres si variés qui se manifestent et qui résultent simplement de l'infection par les toxines microbiennes de toutes les parties de l'organisme.

Cependant, toutes les fois qu'une infection généralisée d'emblée, ou tendant à se généraliser apparaîtra, le chirurgien devra encore intervenir. Nous avons déjà cité les cas où, favorisant le processus d'élimination des escarres, il évite la diffusion des toxines, nous en rapprochons ceux dans lesquels le curettage ou l'irrigation continue d'un utérus infecté ont empêché l'infection de continuer des ravages, que l'élévation de température, les grands frissons, les vomissements ou des troubles locaux avaient pu faire redouter.

L'infection installée, l'organisme atteint dans sa totalité, l'action chirurgicale ne sera-t-elle plus d'aucun secours? — Pour qu'une action thérapeutique quelconque soit utile, elle doit réunir diverses conditions que Verneuil a résumées en disant qu'elle doit être « facile, bénigne, efficace » — : ayant à intervenir contre une multitude de foyers situés dans la totalité de nos tissus, on conçoit aisément qu'elle ne puisse posséder aucune de ces trois conditions.

Cependant, dans ces derniers temps, la chirurgie a essayé de réagir contre ces adultérations de notre économie. Ne pouvant porter son action thérapeutique dans tous les tissus à la fois, elle a cherché à modifier l'élément qui se retrouve dans tous sans exception : le sang.

Les injections intra-veineuses ou sous-cutanées de sérum artificiel, que nous voyons chaque jour rendre de si grands services dans le traitement des infections ont un double but : elles peuvent avoir une action dynamogénique, c'est leur raison d'être dans les hémorragies graves — et à côté d'elle, une action antiseptique générale si

on peut dire, soit qu'elles exagèrent le pouvoir phagocytaire des globules blancs, en favorisant par là la destruction des agents pathogènes, soit qu'elles agissent mécaniquement en lavant le sang. Dans ce cas, elles collaborent
largement à la dilution des produits toxiques qu'il contient,
et dont il se charge en circulant à travers nos tissus. —
Les quantités considérables de liquide qu'on injecte aug-
mentent la pression dans l'appareil circulatoire, et par là
favorisent le jeu des émonctoires (reins, peau, etc.) destinés
à laisser les produits nocifs s'écouler hors de l'organisme.

Les auteurs qui ont étudié cette thérapeutique spéciale
des infections par le lavage du sang lui attribuent encore
une action stimulante sur le système nerveux pouvant en
augmenter encore l'efficacité : nous nous contentons de
la signaler en disant toutefois qu'il résulte d'une récente
discussion au sein de la *Société de Chirurgie*, que les
chirurgiens leur attribuent une grande part de leurs succès
dans bien des cas d'infection commençante.

Toutes les fois qu'une infection sera généralisée, c'est-
à-dire, quand l'organisme après la défaite de tous les
moyens qu'il peut mettre en jeu pour lutter contre les
agents infectieux, sera envahi dans sa totalité ; quand, près
de succomber, il ne pourra plus que témoigner par des
réactions d'ordre général des derniers efforts qu'il fait
pour se débarrasser de son ennemi, la tâche du thérapeute
devra se borner à seconder ces efforts ; il ne pourra plus
efficacement combattre l'ennemi lui-même et pour aider
ces manifestations toutes physiologiques le chirurgien
n'aura plus qu'à se servir des procédés thérapeutiques
qu'il aura empruntés au médecin.

Si l'infection est en voie de généralisation seulement,
et qu'elle se traduise par des perturbations locales. encore
bien qu'elles puissent siéger dans la totalité d'un membre
ou d'un organe (phlegmon diffus. gangrène). le chirurgien
pourra artificiellement créer de nouvelles portes de sortie
accessoires pour les toxines, au moyen d'incisions nombreuses qui. en permettant leur issue de l'organisme.
seront autant de portes d'entrée pour les antiseptiques
destinés à combattre les agents figurés.

Si l'infection est le résultat d'une intoxication par des
poisons microbiens, sa tâche devra se borner à soutenir
l'action des organes. à la renforcer au besoin, afin qu'ils
puissent malgré la déchéance dont ils sont atteints continuer à accomplir utilement le rôle qui leur est dévolu.
puisque de leur harmonieux fonctionnement résulte l'équi-
libre vital. la santé.

Pour cela. le chirurgien mettra en jeu tous les procédés thérapeutiques que l'étude de la pathologie générale
et de la médecine lui auront fait connaître :

Il cherchera à imprégner l'économie des substances
antiseptiques capables d'entraver le développement des
agents infectieux. dans les limites où celle-ci pourra les
tolérer (antisepsie interne, injections sous-cutanées, voie
gastrique. voie rectale). Pour combattre les élévations
dangereuses de la température. il usera des antithermiques
— les médications éliminatrices favoriseront dans la
mesure du possible l'élimination des substances toxiques
d'origine diverse (microbienne ou cellulaire) qui encom-
brent l'organisme. tandis que les médications trophiques
soutiendront les viscères, faciliteront leur fonctionnement,

et leur permettront de se débarrasser des produits toxiques dont ils sont chargés ainsi que des résidus d'une partie de leur propre trame détruite par le microbe ou ses produits solubles. — Les stimulants soutiendront l'action régulatrice du système nerveux, les analgésiques l'empêcheront de déchoir sous l'influence des douleurs, les dérivatifs et les révulsifs pourront le cas échéant détourner l'infection des organes les plus sensibles et l'attireront dans des tissus où elle pourra évoluer impunément.

En un mot, tous les moyens d'agir sur les organes ou sur leur fonctionnement. que l'étude de la thérapeutique lui aura enseignés. le chirurgien les mettra en action, couronnant ainsi par un traitement médical son action manuelle, malheureusement insuffisante ou impossible dans quelques cas.

CHAPITRE IV

Réparation des désordres consécutifs aux infections.

C'est pour réparer les dégâts causés par les agents infectieux que le praticien suturera l'intestin perforé au cours d'une fièvre typhoïde, ou pratiquera des greffes destinées à combler les pertes de substance causées par les ulcères. C'est dans le même but encore qu'agiront les opérations thoraco-plastiques si variées qui terminent la guérison des pleurésies purulentes ou le redressement de la gibbosité des victimes du mal de Pott, mais où le rôle du chirurgien apparaît dans toute son importance, c'est quand, retournant ses armes contre l'organisme, pour le bien duquel nous l'avons vu combattre jusqu'ici, il luttera contre lui et cherchera à pallier aux désordres causés par sa trop grande activité et son zèle souvent excessif.

Il serait intéressant de rechercher par une analyse approfondie des interventions chirurgicales nécessitées par l'action des agents infectieux, la proportion effective des cas dans lesquels le chirurgien a à lutter contre le germe infectieux ou ses toxines, et de ceux dans lesquels il a à réparer les désordres que l'organisme lui-même a causés par cet excès de zèle dont nous avons parlé. Une pareille statistique n'entre pas dans le cadre de ce travail, mais rien qu'en considérant les cas où l'intervention chirurgicale est nécessitée par cette cause, on peut se faire une idée théorique des résultats qui découleraient d'un pareil travail.

Les opérations orthopédiques nécessitées par les ankyloses des membres, à la suite des arthrites d'origine infectieuse, les interventions opératoires dans le croup : les laparotomies au cours desquelles le chirurgien ne rencontre que des adhérences tiraillant douloureusement un utérus enflammé ou ses annexes — celles encore qui font voir une bride fibreuse étranglant l'intestin et arrêtant le cours des matières fécales — les urétrotomies qui ont pour but de sectionner un rétrécissement fibreux, la cure radicale des fistules que peuvent présenter nos tissus, les débridements que nécessitent les cicatrices vicieuses n'ont pas d'autre cause. Vous pourrions multiplier les exemples, ceux que nous citons nous semblent suffisamment probants.

TROISIÈME PARTIE

Ce que doit être le rôle du chirurgien dans le traitement de l'infection. — Rapports de la médecine et de la chirurgie.

Si nous avons choisi l'exemple des maladies infectieuses pour montrer les ressources de la chirurgie contemporaine, pour faire voir ce que doit être l'action thérapeutique manuelle dans leur traitement, c'est tout d'abord parce que la découverte des microbes a révolutionné la chirurgie en enlevant à l'intervention opératoire les dangers terribles qu'elle entraînait toujours avec elle. C'est aussi parce qu'elles offrent un champ d'action immense au chirurgien. La présence seule d'un agent figuré dans notre organisme suffit pour rendre possible et nécessaire une intervention chirurgicale. A l'heure qu'il est, il n'existe plus d'infections chirurgicales pures, toutes peuvent le devenir à un moment donné.

Nous avons déjà refusé à la tuberculose le titre d'affection médicale qu'elle avait possédé si longtemps : si nous jetons un coup d'œil sur les maladies causées par des microorganismes ou leurs toxines, nous voyons que toutes, même celles qui cèdent d'une façon si merveilleuse sous l'effet des médications dites spécifiques, peuvent

entrer dans le domaine de la chirurgie. N'arrive-t-il pas
en effet, à chaque instant, que le chirurgien soit obligé
d'intervenir, au cours de la syphilis, la plus médicale des
affections, si l'on peut parler ainsi? Tantôt, pour réparer
les dégâts d'une perforation palatine, ou d'une nécrose
osseuse, tantôt pour agir directement sur un foyer d'ostéo-
myélite installé insidieusement dans un membre affaibli
par le surmenage ou un traumatisme, tantôt pour pallier
aux troubles fonctionnels causés par un rétrécissement du
rectum, ou une localisation laryngée ? Nous ne citons que
des exemples tirés de la thérapeutique de la syphilis, il en
est de même de toutes les affections d'origine microbienne :
la scarlatine, la variole, la fièvre typhoïde, la blennor-
rhagie, etc., peuvent aussi dans les mêmes proportions
nécessiter une action chirurgicale.

Cette intervention, nous avons vu ce qu'elle peut, et
ce qu'elle doit être dans les cas où l'infection est limitée
ou généralisée. Cette division en infections localisées et
généralisées est toute conventionnelle, car tout notre être,
comme on l'a dit, est synergique : la partie réagit sur l'ensemble, et l'ensemble sur la partie : la lésion visible et
tangible n'est souvent que la localisation d'une maladie
générale, et si le chirurgien veut que son intervention
soit efficace et durable, il est indispensable qu'en même
temps qu'il traite la lésion locale, il agisse sur l'ensemble
de l'organisme.

On ne conçoit pas le traitement d'une lésion partielle
chez un malade affaibli ou dyscrasique sans qu'on y ait
préparé le patient par une médication ou un régime appropriés : chez un syphilitique, ce sera l'administration du

mercure et de l'iodure de potassium, chez un tuberculeux, l'application suivie des règles d'hygiène qui en constituent actuellement le seul traitement. Il sera ridicule d'intervenir chez un diabétique avant que le sucre ait disparu en majeure partie de son organisme. De même le diagnostic aurait été impossible chez ces mêmes sujets, si le chirurgien n'avait connu les signes et le traitement des maladies dont ils étaient atteints.

Et pour cela, nous disons que s'il veut que son action soit intelligente et raisonnable, s'il veut qu'elle réunisse toutes les qualités qu'elle doit posséder, qu'elle soit, nous le répétons, bénigne, facile, efficace, le chirurgien devra commencer par pénétrer et approfondir tous les mystères de la médecine.

Quand il sera imbu de ses principes, il pourra alors seulement chercher à acquérir par un travail assidu, par une éducation nouvelle, les aptitudes spéciales que nécessite la pratique de la chirurgie. En un mot, le chirurgien devra commencer par être médecin, sinon, il ne sera jamais qu'un artisan quelconque, au même titre que le forgeron qui aura appris son métier à force de forger, mais avec cette différence que si ses interventions pourront être utiles quelquefois, elles seront souvent dangereuses, et plus sévèrement jugées.

Loin de nous, par conséquent, l'idée de vouloir faire du chirurgien un être à part dans le domaine scientifique, et d'avoir voulu dans ce travail exagérer l'importance du rôle qu'il peut jouer dans le traitement des infections. A l'heure actuelle, dans ce traitement, il se peut à chaque instant que le chirurgien soit obligé de recourir aux don-

nées qui lui ont été fournies par la médecine. la physiologie, l'expérimentation du laboratoire.

Il serait à souhaiter que cet éclectisme si favorable aux
intérêts des patients se retrouvât aussi vivace dans l'esprit
du. médecin que dans celui du chirurgien. — Une nouvelle tendance se manifeste qui fait intervenir la thérapeutique chirurgicale avant que la médecine n'ait épuisé
toutes ses ressources. — Puisse-t-elle se généraliser ! puissent tous les médecins suivre le noble exemple de ceux
d'entre eux qui osent confier leurs malades au chirurgien
avant que tout espoir de les sauver soit complètement
perdu ! car le chirurgien actuel n'a plus rien du barbier
qui lui servit d'ancêtre, ni du « chirurgien-menuisier »
dont parlait Lisfranc.

La chirurgie, à l'heure actuelle, est à la médecine ce
que l'art de formuler est à la clinique médicale. Elles sont
inséparables l'une de l'autre. et on ne saurait les concevoir isolées et indépendantes. La chirurgie d'aujourd'hui.
c'est l'amalgame indélébile de la science et de l'art, tandis
que la médecine n'est que la science. — C'est pourquoi,
nous ne saurions trop protester contre ces théories nouvelles qui tendent à se faire jour. et qui voudraient faire du
chirurgien un agent thérapeutique animé, un remède intelligent, pour ainsi dire, que le médecin administre au
moment qu'il juge opportun. Si une pareille manière
d'envisager la chirurgie augmente considérablement le
nombre de ses interventions, elle a le défaut capital de
vouloir l'asservir, et lui enlève toute initiative.

Le chirurgien est souvent heureux de pouvoir seconder le médecin, quand pour obtenir des effets plus rapi-

des et plus efficaces. il lui permet par des interventions que son habileté rend anodines. de pouvoir mettre directement ses substances thérapeutiques en contact avec les organes lésés (injections intratrachéales. intracérébrales), mais un collaborateur n'a jamais été un esclave. et il n'y a pas plus de raisons pour que le médecin veuille subordonner le chirurgien. plus parfait que lui. nous le répétons, et qui a su profiter de ses défaillances pour se créer un art spécial. plutôt que le chirurgien ne veuille asservir le médecin qui ne cesse de témoigner de son impuissance en faisant appel à celui qu'il a peut-être quelque tendance à considérer comme un rival.

Si on considère le rôle du chirurgien dans les affections traumatiques. pareilles prétentions sont insoutenables. elles sont paradoxales tout au moins si on l'envisage au cours des maladies infectieuses qui, à l'heure actuelle. nécessitent la majeure partie de ses interventions.

A ceux qui seraient tentés de méconnaître aujourd'hui le mérite scientifique du chirurgien. et qui voudraient en faire l'élément actif de la thérapeutique qu'ils préconisent, tandis qu'eux en resteraient l'élément intelligent et raisonnable. nous nous contenterons de répondre par un dernier argument qui leur montrera l'inanité de leurs prétentions : en la paraphrasant simplement pour les besoins de notre cause, nous leur rappellerons la parole de Trousseau :

« Toute science touche à l'art par quelque point. tout a son côté scientifique : le pire *médecin* est celui qui n'est jamais *chirurgien*. le pire *chirurgien*, celui qui n'est jamais *médecin*. »

CONCLUSIONS

I. — Les maladies infectieuses peuvent offrir au chirurgien un champ d'action d'autant plus vaste que les agents pathogènes peuvent ajouter leur action à celle de tous les traumatismes qu'il peut avoir à traiter.

II. — Le domaine de la chirurgie s'est agrandi depuis la découverte de l'antisepsie, d'un nombre considérable d'interventions dans des états morbides considérés jusqu'à ce jour comme étant d'ordre purement médical. témoins l'appendicite, les infections viscérales ou péritonéales, les infections puerpérales ou génitales de la femme.

III. — Ces interventions chirurgicales seront dirigées, soit contre l'agent pathogène lui-même, soit contre l'organe ou la partie d'organe qui lui sert de réceptacle.

IV. — Pour agir utilement, le chirurgien doit avoir une notion absolument parfaite de l'organisme, non seulement à l'état sain. mais encore dans ses états morbides : tant au point de vue du diagnostic qu'au point de vue du traitement : c'est-à-dire qu'il doit incarner dans la même personne le médecin et le chirurgien.

V. — Nous rejetons absolument la subordination du chirurgien au médecin tentée dans ces derniers temps.

BIBLIOGRAPHIE

Annales de l'Institut Pasteur, 1887-88. CHAUVEAU-DUCLAUX.

ARLOING. — Les virus, 1891.

BOUCHARD. — Traité de pathologie générale, t. I et II.

— Thérapeutique des maladies infectieuses.

BOURGES. — La diphtérie.

BOYER. — Traité des maladies chirurgicales.

BROUARDEL, GILBERT, GIRODE. — Traité de médecine et de thérapeutique, t. I et II.

CAPITAN. — Les maladies infectieuses. Causes et traitement.

CHARRIN. — Leçons de pathogénie appliquée.

— Les défenses naturelles de l'organisme, 1896.

— Article Infection, in *Pathologie générale* de Bouchard.

CHARRIN et ROGER. — *Archives de physiologie*, 1894.

CLAISSE et DUPRÉ. — *Société de biologie*, 1894.

COHNHEIM. — Ueber Entzündung und Eiterung. *Virchow's Arch.*, 1867.

DEBOVE et ACHARD. — Manuel de pathologie interne.

DIEULAFOY. — Cliniques médicales de l'Hôtel-Dieu.

— Articles Appendicite. *Presse médicale*, février-mars 1899.

DUCLAUX. — Le microbe et la maladie.

— Les toxines microbiennes.

— Ferments et maladies.

DUPLAY et RECLUS. — Traité de chirurgie.

Forgue et Reclus. — Traité de thérapeutique chirurgicale.

Gamaleia. — Les poisons bactériens.

Gilbert et Girode. — *Bulletins de la Société de biologie,* 1890-1894.

Girode. — *Société de biologie,* 1894.

Grisolle. — Pathologie interne.

Gross, Rohmer, Vautrin et André. — Nouveaux éléments de pathologie chirurgicale générale, 1898.

Hallopeau. — Pathologie générale, 1890.

Lancereaux. — Atlas d'anatomie pathologique.

Le Dentu et Delbet. — Traité de chirurgie.

Letulle. — Inflammation. Paris, 1893.

— Pus et suppuration, 1894.

Ludolff Krehl. — Précis de pathologie générale, traduction de S. Bernheim, 1895.

Manquat. — Traité de thérapeutique.

Metchnikoff. — Pathologie comparée de l'inflammation, 1892.

Reclus. — Cliniques chirurgicales de la Pitié.

— Clinique et critique chirurgicale.

Manuel de pathologie externe, t. I.

Roger. — Introduction à l'étude de la médecine.

— Définition et classification des maladies infectieuses.

Presse médicale, mars 1899.

Talamon. — *Revue mensuelle de médecine et de chirurgie,* mai 1880.

Terrier. — Chirurgie de la plèvre.

Tillaux. — *Bulletins de l'Académie de médecine,* 1899.

Tuffier. — Chirurgie de la plèvre et du poumon en particulier dans les cavernes tuberculeuses et la gangrène pulmonaire.

Weigert. — *Fortschrift der Medicin,* 1889.